Тб $\frac{41}{18}$

RECHERCHES EXPÉRIMENTALES

sur les *éléments*

TEMPÉRATURE, POULS ET RESPIRATION

PAR

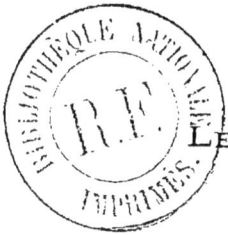

LE DOCTEUR EYFREN

BORDEAUX

IMPRIMERIE G. GOUNOUILHOU

11, RUE GUIRAUDE, 11

Août 1871

RECHERCHES EXPÉRIMENTALES

SUR LES *ÉLÉMENTS*

TEMPÉRATURE, POULS ET RESPIRATION

> Sans l'examen et le contrôle des faits, il
> ne saurait exister de médecine rationnelle.

L'emploi de la thérapeutique, malgré ses immenses ressources, découragerait trop souvent le praticien par des résultats plus que douteux, si ce dernier, uniquement préoccupé de *l'ensemble* d'une affection qu'il est appelé à combattre, ne cherchait tout d'abord à décomposer mentalement, et plus tard physiquement, ce même *ensemble,* et à se saisir sérieusement d'un ou de plusieurs des *éléments* qui le composent.

Dans l'état pathologique aussi bien que dans l'état physiologique, on se trouve en présence de *forces,* dont la puissance et la richesse d'organisation font un devoir au médecin, une fois leur équilibre rompu ou seulement menacé, de s'appliquer à en rétablir l'harmonie en faisant un choix intelligent dans tout ce que nous offrent les trois règnes de la nature. Ce choix une fois fait, l'observateur se trouve aux prises avec toute une symp-

1.

tomatologie, dans laquelle beaucoup d'éléments peuvent être communs à plusieurs affections de nature essentiellement différente.

Tout ce cortége de symptômes, de signes, etc., malgré leur valeur incontestable dans bien des cas, ne nous arrêtera pas ici; nous nous bornerons aujourd'hui à dire quelques mots sur les *éléments température, pouls* et *respiration,* à l'étude consciencieuse desquels nous n'hésitons pas à attribuer les quelques succès que nous avons comptés jusqu'ici.

Pour arriver au but que nous nous étions proposé, il nous a été indispensable de faire usage d'instruments assez dispendieux, fort difficiles à manier en raison même de leur excessive délicatesse, malheureusement trop dépendante des circonstances et des milieux dans lesquels il nous a fallu opérer.

La mensuration de la température, qui va d'abord nous occuper, nous conduit tout naturellement à faire connaître avec quoi et comment nous avons procédé.

Le thermomètre ordinaire à mercure est infidèle à cause du déplacement du *zéro,* provenant du retrait que subit le verre qu'on a surchauffé pendant la fabrication pour faire bouillir le mercure. L'erreur dont il est susceptible peut varier de 0°,5 à 1°,4.

Le thermomètre à alcool, pour lequel le déplacement du zéro n'est pas à craindre, puisque le verre n'a pas eu besoin d'être surchauffé, offre encore de nombreux inconvénients : il faut, en effet, le vérifier presque à chaque instant, et, pour cela, il est nécessaire que sa longueur soit telle qu'il puisse porter un zéro. Sans ce point de repère fixe, il n'y a point de vérification possible. Il faut, enfin, que le zéro de l'instrument coïncide bien avec celui d'un thermomètre *étalon,* qu'on les fasse monter à une température donnée, et qu'on les ramène ensuite à une température plus basse. Si l'opération a été bien conduite, les deux instruments doivent marquer le même degré.

Tous ces inconvénients nous ont décidé, après des essais réitérés, à modifier notre mode d'instrumentation. Nous avons donc fait construire un thermomètre à mercure *à maxima,* dont la finesse de la tige empêche le déplacement du zéro, et assure, par là même, la stabilité de la colonne mercurielle; le mercure, en vertu de sa densité, ne se segmentant pas comme l'alcool. En outre, l'instrument est court, portatif. Du sulfure d'antimoine, dissous dans du vernis ou dans du silicate de potasse, en fixe la graduation.

En quelque point que nous l'ayons placé, nous avons toujours eu la précaution de constater, après un temps aussi court que possible, le degré qu'il marquait; nous avons attendu quelques secondes, afin de voir les modifications accusées par l'échelle graduée, et cela, jusqu'à la complète stabilité de la colonne liquide. Sans cette précaution, le malade, fatigué, néglige de serrer le thermomètre dans le creux axillaire (siége d'exploration que nous préférons), la cuvette se déplace alors, et le niveau du mercure redescend sensiblement.

On voit par-là combien deviennent multiples, ou même grossières, les chances d'erreur.

Il est peu de milieux sur lesquels ou dans lesquels on n'ait pas expérimenté, quand il s'est agi de la mensuration de la température, ou, si l'on veut, de la chaleur animale. C'est ainsi que le creux épigastrique, la bouche, le vagin, l'anus, l'oreille, ont tour à tour servi de champ d'exploration.

Le point de vue pratique, qui seul nous a occupé, nous a fait choisir l'aisselle préalablement bien essuyée, afin d'empêcher l'évaporation de la sueur qui ferait baisser la colonne mercurielle. Nous croyons que de hautes considérations d'anatomie et de physiologie justifient pleinement ce choix de notre part. Nous admettons, néanmoins, que la mensuration de la température prise dans l'aisselle donnerait quelquefois de fausses indications, si on opérait, par exemple, sur un agonisant dont les extrémités seraient déjà froides, sur un individu soumis à l'action d'une douche, ou sur un malade paralysé.

Dans les cas ordinaires, nous avons cru devoir borner nos observations thermométriques à deux par jour : la première, de sept à neuf heures du matin; la deuxième, de quatre à six heures du soir. Nous devons ajouter que, dans quelques circonstances qui avaient nécessité l'emploi de la digitale, du vératrum, du sulfate neutre d'atropine, du chlorhydrate de morphine, nous avons fait cinq observations par jour. Nous attachons une importance capitale à ces observations répétées. Comment, en effet, parviendrait-on à se rendre compte de l'effet antipyrétique d'une douche d'eau froide, d'un vomitif ou d'une saignée, si l'on attendait, pour juger l'effet de ces agents, tout le temps nécessaire pour qu'il ait cessé de se produire?

Du pouls.

Nous croyons que, pour la mensuration de cet élément si important au triple point de vue du diagnostic, du pronostic et du traitement, la plupart des auteurs, et même quelques-uns de nos maîtres, ont attaché une importance exagérée au mode d'instrumentation. Hâtons-nous cependant de dire que, à côté de l'observateur jaloux de l'instrument dont il préconisait l'emploi, nous avons toujours rencontré le chercheur infatigable, le clinicien consommé. Aussi, avons-nous rarement laissé échapper l'occasion de voir mettre en usage certains instruments, tels que le *sphygmographe,* le *sphygmomètre,* qui n'en est qu'une modification plus ou moins heureuse. Le premier est dû à Marey. Le second, que Hérisson a inventé, ne fait connaître que la vitesse et la régularité du pouls. Nous avons été aussi témoin d'expériences faites au moyen du *cardiographe,* dans le but d'étudier la puissance et la durée des différents mouvements du cœur. Ce dernier instrument, qui fait le plus grand honneur à ses inventeurs Chauveau et Marey, ne nous a pas paru, plus que les autres, propre à faire connaître d'une manière précise et surtout complète les divers états, les diverses qualités du pouls.

Nous avons vu faire, et nous avons fait nous-même des tracés sphygmographiques dans la pleurésie, la pneumonie, la fièvre typhoïde, l'érysipèle, le choléra. Nous sommes forcé d'avouer que, malgré toutes les précautions prises, les résultats obtenus ont été peu satisfaisants. Ce n'est pas dans la fièvre typhoïde seulement que se rencontre le *dicrotisme;* le papier *enrégistreur* marque d'une manière infidèle le pouls *serré, petit,* si caractéristique dans la péritonite. Le pouls *large, vibrant,* qui peut permettre une émission sanguine ; le pouls *petit, filiforme,* qui en est presque toujours la contre-indication, se reconnaissent, selon nous, bien mieux à la main. Il en est de même pour le choléra, dont le cortége symptomatologique déjà si alarmant ne se complique

que trop souvent de variations aussi brusques que funestes. L'étude que nous avons faite de cette dernière affection dans deux épidémies (1866), et que nous avons depuis présentée sous forme de thèse inaugurale, nous autorise à l'affirmer non pas en maître, mais seulement en élève peu oublieux du passé.

L'insuffisance, le manque de précision de ces divers agents explorateurs, nous a décidé, pour la mensuration du pouls, à nous servir d'une montre à *secondes indépendantes,* et non d'une montre dite *trotteuse.* L'attention et un peu d'habitude suffisent pour faire coïncider une pulsation avec la fin du mouvement de l'aiguille qui, dans ce genre de chronomètre, est animée d'un mouvement intermittent.

Il est bien évident que, pour avoir des données exactes du pouls chez un malade, il ne suffit pas de s'approcher de lui et de compter le nombre des battements de l'artère; il est nécessaire que le malade soit reposé, exempt d'émotion. Il faut, en outre, redoubler de précautions, s'il a été jusque-là inconnu du médecin. Enfin, nous nous sommes toujours attaché à faire coïncider l'observation du pouls avec la mensuration thermométrique, et nous n'avons compté les pulsations qu'après avoir retiré notre thermomètre.

De la respiration.

Chez les enfants surtout, l'étude de cet élément a été et est encore de nos jours, à notre avis, trop négligée. Son application, sagement combinée avec l'auscultation, empêcherait bien souvent que les inquiétudes des familles se terminassent par le deuil.

Nous nions formellement, malgré les assertions de quelques auteurs, que l'importance de l'étude de la respiration soit moindre que celle de l'étude du pouls et de la température; et, nous le disons d'avance à nos adversaires, froidement, sans passion aucune pour telle ou telle théorie : c'est la physiologie seule, mais la saine physiologie, qui va rendre palpable à vos propres yeux votre propre erreur! Comment, en effet, sans la connaissance précise de l'élément qui nous occupe, pourrez-vous poser un diagnostic et un pronostic dans certaines affections : les fièvres infectieuses, putrides, par exemple, dans lesquelles l'état du nerf pneumo-gastrique, et, par conséquent, de la moelle allongée, joue un si grand rôle? Comment encore, dans les maladies de poitrine, si nombreuses, si susceptibles de complications, arriverez-vous à vous faire une idée même approximative de l'état de l'appareil pulmonaire, si vous n'êtes sans cesse tenus en éveil par l'étude de la respiration, de ses variations diurnes, aussi bien que de ses variations nocturnes, du nombre et de la nature des éléments qui la composent : l'*inspiration* et l'*expiration*, et enfin des modifications que subit la cage thoracique dans cette fonction si importante?

Sans l'application rigoureuse et soutenue de ces préceptes cliniques, la médecine n'est qu'un vain mot.

Enfin, une autre précaution que nous allons indiquer, ne peut que rendre plus probable une heureuse terminaison de la maladie; elle consiste à faire coïncider la mensuration du pouls avec l'auscultation, en attirant ailleurs l'attention du malade, et cela, à cause de l'influence de la volonté sur les mouvements respiratoires; influence qui trouve sa démonstration dans l'impossibilité presque absolue pour nous de compter sur nous-même

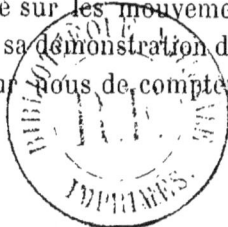

nos inspirations, précisément parce que nous y apportons de l'attention.

Nous négligeons à dessein d'intercaler ici des reproductions de tracés et de courbes graphiques, jugeant plus à propos de nous occuper, sous le point de vue physiologique, de la température, du pouls et de la respiration.

Une foule d'influences tant extérieures qu'intérieures, qui ont une action constante sur la chaleur, la circulation et la respiration, ne permettent pas que la température chez l'individu, même en bonne santé, soit constante. Les changements que subit la chaleur animale sont liés à des modifications fonctionnelles de l'économie. A quoi tient, en effet, l'équilibre de la température, si ce n'est à l'égalité de la chaleur perdue et de la chaleur produite? Cette quantité est inégalement répartie dans tous les points du corps; ainsi, on ne saurait nier que le sang provenant du rein et du foie soit plus chaud que celui des artères qui s'y rendent; on ne saurait nier non plus que celui de la veine-cave inférieure ait une température plus élevée que le sang provenant de la veine-cave supérieure et du ventricule droit. Il est aussi bien démontré que le sang du ventricule gauche est plus froid que celui du ventricule droit et des grosses veines qui s'y rendent, mais en même temps plus chaud que le sang des veines de la périphérie. Enfin, le sang des veines des organes profondément situés jouit d'une température d'autant plus élevée, que ces organes fonctionnent davantage. On comprend alors que cette chaleur, en s'irradiant, réagira sur tout l'organisme : de là l'élévation de la colonne thermométrique.

Les expériences que nous avons faites sur d'autres

individus diffèrent peu sensiblement de celles faites sur nous-même; nous pouvons donc les confondre :

			Température		Pouls	
7 heures matin, réveil.................			Température, 36º,4		Pouls,	73
11 — —			—	36, 3	—	83
11 1/2 — après déjeuner..........			—	36, 4	—	75
1 — soir, en fumant			—	37, 2	—	100
3 — — après le café			—	37, 4	—	90
6 — — avant dîner.............			—	36, 5	—	86
8 — — après dîner			—	37, 0	—	95
11 — — après café, tabac et travail,			—	36, 5	—	75

Nous avions donc raison de dire que la température normale n'est pas constante, puisque chaque jour elle subit des variations qui peuvent être comprises entre 36°,3 comme minimum, et 37°,4 comme maximum. Néanmoins, on ne saurait regarder, comme étant en parfaite santé, un individu chez lequel la température maximum serait de 37°,4 à une heure où elle devrait être beaucoup plus basse, quoique cette température soit comprise dans les limites de la normale.

Il en est à peu près de même pour le pouls qui, pas plus que la température, n'est exempt de variations.

Les observations suivantes peuvent nous servir de type :

7 heures matin,		82 pulsat.	7 heures soir,		85. Café.		
8 —	—	82 —	8 —	—	90. Travail.		
9 —	—	83 —	9 —	—	92. Café.		
10 —	—	82 —	10 —	—	90.		
11 —	—	87 —	11 —	—	79.		
Midi.		105 —	Minuit.		75.		
1 — soir,		93 —	1 — matin,		76.		
2 —	—	92 —	2 —	—	79.		
3 —	—	85 —	3 —	—	81.		
4 —	—	76 —	4 —	—	82.		
5 —	—	81 —	5 —	—	86.		
6 —	—	77 —	6 —	—	85.		

On voit par-là que le pouls monte de minuit à cinq

heures du matin, descend jusqu'à dix heures, remonte jusqu'à midi, où il atteint son maximum de la journée. Il descend de nouveau jusqu'à quatre heures du soir pour remonter jusque vers neuf heures. Enfin, après une chute assez brusque, il atteint son minimum à minuit.

Donc, 3 *maxima* et 3 *minima*. On peut conclure de là à la marche quotidienne du pouls.

Quant à sa fréquence physiologique, il est généralement admis que, pour les adultes, elle peut être comprise entre 72 et 75 pulsations par minute.

En ce qui a trait à la respiration physiologique, nous avons observé vingt inspirations pendant toute la durée du jour. Ce chiffre, pendant le sommeil, s'est élevé d'un cinquième; une variation plus grande est, dans l'immense majorité des cas, liée à un état pathologique. Nos expériences nous ont, en outre, prouvé que la température et le pouls, à l'état physiologique, suivent une marche identique, lorsqu'il s'agit de sujets placés dans d'excellentes conditions de santé, de repos, et exempts de toute émotion, de toute influence extérieure. Mais le pouls est susceptible de subir des oscillations plus grandes que celles auxquelles est soumise la température, parce qu'il est, plus que ce dernier élément, influencé par les agents extérieurs. Nous croyons que le café pris après les repas, le fait de fumer, sont les causes de ces oscillations; car, chez les individus qui n'usaient ni du café, ni de tabac, nous avons toujours trouvé un parallélisme presque absolu des lignes graphiques, représentant : l'une la chaleur, l'autre la circulation.

A l'état pathologique, la différence de la chaleur et de la circulation est encore mieux accentuée, par la raison toute simple que ces deux éléments ne sont pas toujours également attaqués par l'agent morbifique supposé.

Telles sont les variations individuelles de la température suivant les heures; il en est d'autres qui dépendent du lieu d'application du thermomètre.

De vingt-neuf observations (cas pathologiques) que nous avons faites, nous pouvons conclure que l'instrument marquant 36°,1/2 dans l'aisselle, marque, en moyenne, 37°,1/2 dans le vagin, et 38° dans le vagin et dans le rectum. Sur onze femmes examinées après l'accouchement, la température de l'utérus était de 0",5 plus élevée que celle du vagin. Les oreilles, le creux épigastrique, n'ont jamais fixé notre attention.

Telles sont les différences qu'on observe chez un même individu; nous devons dire quelques mots de celles qu'on peut rencontrer chez les individus différents.

A l'état sain, la moyenne de la température est de 36°. Chez quelques personnes, elle est le matin à 35°, à 35°,7; chez d'autres, à 36° et à 36°,5. Bien plus grandes sont les variations du pouls : nous avons donné des soins à une dame âgée de vingt-neuf ans, d'un tempérament sanguin, dont le pouls ne battait ordinairement que 39 à 42 fois par minute, et chez laquelle 68 pulsations étaient l'indice d'une fièvre intense. Interrogée par nous, elle répondit que, depuis l'époque de l'apparition de ses règles (seize ans), son pouls s'était toujours ainsi comporté, au dire des divers médecins auxquels elle avait eu recours.

Le sexe n'apporte pas grande modification à la température, au pouls. Il n'en est pas de même de l'âge : ainsi, le fœtus a une température presque égale à celle du vagin ou de l'utérus chez la mère, environ 37°,5 dans l'anus. Après la naissance, la température décroît; Il n'est pas rare qu'elle atteigne 36°,5 pour remonter ensuite de 0",1 à 0°,2, et cela jusqu'à la fin de la première enfance. On peut, sans commettre une grande erreur, affirmer que le pouls et la température chez les vieillards ont le même niveau que chez les adultes.

De la chaleur morbide.

On entend dire chaque jour que la fièvre existe ou a existé, et cela, parce que la température du corps est ou a été élevée, C'est une erreur qui, si elle était partagée par un homme de l'art, pourrait devenir funeste par suite d'un emploi contre-indiqué d'agents thérapeutiques. En effet, chez l'enfant, par exemple, que de fois n'observe-t-on pas la température à 38° le matin, tandis que le soir même elle est redevenue normale, et cependant il n'y a eu aucune trace de lésion! La cause de cette anomalie réside-t-elle dans l'impressionnabilité du système nerveux de ces petits êtres? Nous ne le croyons pas, car, chez des femmes même très nerveuses, nous avons vainement recherché ce phénomène.

Il est généralement admis que, au-dessus de 42°,5, la vie n'est plus possible. Nous avons vu une seule fois la chaleur s'élever à ce point : c'était chez un enfant atteint de scarlatine, qui ne tarda pas à mourir. Dans quelques fièvres intermittentes, dans certaines fièvres éruptives, il n'est pas très rare de constater des températures de 41° et de 41°,5. Dans la plupart des cas, le thermomètre ne dépasse pas 41° dans l'aisselle. Quand la température est supérieure à 38°, on peut hardiment, par une seule observation, affirmer l'existence de la fièvre. Il ne saurait en être ainsi pour le pouls et la respiration.

Normal, quand il bat 72 fois par minute, le pouls peut, à un moment donné, se traduire par 120 pulsations, sans qu'il y ait pour cela la moindre apparence de fièvre. On doit donc prolonger et même répéter l'observation, surtout dans la médecine des enfants, chez lesquels cet élément peut être extrêmement fréquent à un instant de la journée, et redevenir régulier et lent le soir ou le lendemain : évidemment, il n'y a pas eu fièvre. Quelquefois, au contraire, dans la fièvre typhoïde par exemple, le pouls ne sera qu'à 80 ou 85 pulsations ; mais cette subfréquence sera de longue durée et augmentera plutôt qu'elle ne diminuera : il y aura alors fièvre intense avec une température de 39 à 40°.

La respiration est sujette aux mêmes modifications : accélérée pendant quelques instants par un accès de toux, par des pleurs, elle peut atteindre le chiffre de 40 à 50 par minute. Cette augmentation n'est que passagère; si elle persistait après plusieurs observations, on devrait rechercher l'existence d'un trouble organique.

Pas plus qu'à l'état sain, les éléments chaleur, circulation, respiration, ne sont constants dans la maladie; ils ont leurs oscillations quotidiennes, lesquelles sont plus irrégulières et moins déterminées que chez l'individu en bonne santé. Ce qui nous a le plus frappé, c'est que c'est dans les maladies à évolution normale que nous avons observé la plus grande amplitude d'oscillations, au moins pendant les périodes de déclin et de convalescence, périodes pendant lesquelles il est généralement admis que la cause morbifique a cessé d'agir. Nous croyons que l'analyse des sécrétions, des excrétions, des humeurs et des tissus à divers instants de la fièvre, est seule capable de jeter quelque lumière sur ce fait clinique si intéressant.

Quoi qu'il en soit, dès qu'il y a fièvre, la rupture de l'équilibre primordial se manifeste par l'élévation de la température, par l'accélération du pouls et de la respiration ; la quantité de chaleur produite est supérieure à la quantité de chaleur perdue. Ici, comme pour l'étude des sécrétions, des humeurs, c'est à la chimie physiologique, pénétrant plus profondément dans l'organisme, qu'il faudra s'adresser.

Il a été question à ce sujet de la désassimilation des molécules organiques ; mais à cette désassimilation ne serait pas nécessairement lié un état pyrétique. Ainsi, pour ne parler que de l'augmentation de l'urée et de la diminution du sucre, ne rencontre-t-on pas les mêmes phénomènes dans la polyurie, sans qu'il y ait apparence de fièvre ?

L'élévation de la température a été attribuée à l'augmentation de la circulation et de la respiration ; mais ne s'est-on pas trouvé souvent en présence de cas où le premier de ces phénomènes avait précédé les autres?

Nous ne croyons pas davantage que la fièvre soit sous la dépendance du système nerveux spinal, et plus particulièrement des origines des nerfs *vaso-moteurs*. La fièvre, les maladies infectieuses, pestilentielles, sont dues pour nous à des *fermentations*.

Nous expliquons ainsi la désassimilation, l'abondance d'urée et d'autres principes, qui ne seraient pas, il est vrai, la cause efficiente de la fièvre, mais seulement avec elle la conséquence de la fermentation.

Plein de foi dans les progrès de la science, nous restons convaincu que le jour est proche où l'hypothèse des parasites, des micrococus de la fièvre typhoïde, des vibrions, des bactéries, des sporules du choléra, *tous ferments,* deviendra une éclatante vérité.

Marche de la température après la mort.

Le plus souvent cette marche est immédiatement des-
cendante; il peut en être autrement : c'est surtout lors-
que la mort survient après une agonie où la chaleur a
été très élevée. Ce phénomène peut être expliqué par
deux hypothèses : 1º suppression de la sueur, et, par
suite, diminution de perte de la chaleur qui se produit
encore; 2º combinaisons chimiques dues aux changements musculaires qui se sont produits *post mortem*, et
donnant naissance à une source nouvelle de calorique.
Ce phénomène purement passager, dont ils ont exagéré
l'importance, a fait dire à quelques auteurs que la température des cholériques s'élevait après la mort.

Avant de terminer ce petit travail, nous sommes heu-
reux de pouvoir citer une observation qui nous est
personnelle, et qui prouve d'une façon on ne peut plus
claire que la chaleur ne diminue pas avec la même
vitesse dans les deux moitiés du corps, si elles ne sont
pas également chaudes. Cette observation a trait à un
individu qui a succombé à une hémiplégie, suite de
tumeur cérébrale :

9 h. 25 m. Côté droit sain,	38º,6	—	Côté gauche,	38º,0
9 45	—	—	38, 6	—	37, 9
10	—	—	38, 2	—	37, 7
10 12	—	—	38, 2	—	37, 5
10 17	—	—	38, 0	—	37, 4
10 25	—	—	38, 0	—	37, 2

Quant au temps nécessaire pour que la température
du corps se soit mise au niveau de la température
ambiante, il est très-variable; ainsi, il n'excède pas deux
ou trois heures quand la mort est due à une hémorrha-

gie, tandis qu'il est beaucoup plus long (de sept à neuf heures), quand l'individu a succombé à une asphyxie ou à une congestion cérébrale.

Là s'arrêtent les limites de ce petit travail assurément bien imparfait. Notre but, en le faisant paraître, n'est pas de nous poser en novateur. Notre rôle est plus simple, plus conforme à notre peu d'expérience : il consiste tout simplement à chercher à prouver, en face du charlatanisme ou de l'ignorance dont sont trop souvent victimes les malades, que, sans l'examen et le contrôle des faits, il ne saurait exister de médecine rationnelle.

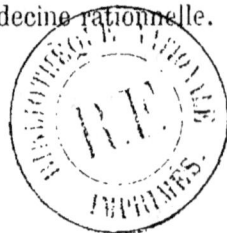

Bordeaux.—Imp. G. Gounouilhou, rue Guiraude, 11.

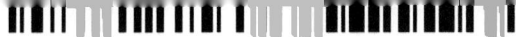

.